Alexandria la bailarina
Viviendo con esclerosis múltiple

Hubo un tiempo en el que no era bailarina y en el que nunca tuve esclerosis múltiple.

Y al parecer de un día para otro, ahora vivo con esclerosis múltiple. Mi historia está llena de emociones y triunfos que conducen a una buena salud y vitalidad. Una verdadera visionaria, creo que todo es posible, nada es imposible. Una existencia plena es nuestro derecho en este viaje llamado vida. Espero poder lograr el cambio que nunca supe que necesitaba.

Autor: Alexis Ciara García, de New Jersey

Capítulo 1: Infancia
Nací en 1990, en Passaic, New Jersey. Mi padre es puertorriqueño y mi madre es mitad alemana, mitad italiana. Tengo una hermana cinco años menor que yo. La gente me dice que tengo los rasgos de mi madre con el tono de mi padre. Adoraba mi infancia, siempre fui una ratona de biblioteca. La escuela y el aprender me fascinan. Mis padres se separaron y eventualmente se divorciaron cuando mi hermana y yo éramos niñas. Su divorcio no me impidió amarlos a ambos equitativa e inmensamente. ¡De hecho, tuve la oportunidad de disfrutar de dos celebraciones de cumpleaños y dos Navidades! Viví con mi madre y mi hermana mientras crecía, pero mi padre siempre estuvo ahí para nosotras. Cada dos fines de semana, mi hermana y yo nos quedábamos en su casa. Recuerdo hacer viajes con mi familia a la isla de Puerto Rico. Allí, visitaba a mi abuelo y a su esposa, con la cual estaba casado hace años. Nos divertíamos viajando por la isla, creando hermosas memorias. Después de que se separaron mis padres, mi hermana y yo hacíamos esos viajes ocasionalmente con mi papá. Hasta donde puedo recordar, mi madre Claire trabajaba como educadora para el sistema escolar. Mi padre Alexander era un carpintero del sindicato de New York City. Les digo a ambos, ¡No pueden envejecer! Realmente creo en esa afirmación, pero hablaré de eso más tarde. Volviendo a mi niñez, después de que mis padres se divorciaron, mi hermana y yo nos mudamos a Garfield, New Jersey Sí, nací en Passaic y me crié en Garfield. ¡Soy una chica de New Jersey! Todas mis fiestas de cumpleaños estaban llenas de familiares y amigos de clase. Recuerdo esas fiestas de la infancia con comida interminable, música, juegos y risas, ¡Y también regalos geniales! Mi hermana y yo asistimos a la misma escuela primaria y nos graduamos de la misma escuela intermedia y secundaria. En Garfield, adoraba a todos mis profesores, consejeros escolares, vicedirectores y directores. Disfrutaba estudiar, hacer la tarea y presentar exámenes. Participaba con alegría leyendo en voz alta para mis profesores y compañeros de clase. La escuela era verdaderamente mi patio de recreo mental. Además de mis estudios, en la escuela secundaria practicaba atletismo y formaba parte del equipo de ajedrez. Después de graduarme con un alto promedio de calificaciones, pensé en asistir a la universidad para convertirme en veterinaria.

Capítulo 2: Asistiendo a la universidad
Antes de irme a la universidad y sentirme como una joven adulta, tuve una increíble fiesta de dulces 16 en Michelle's, en mi ciudad. ¡Estaban tantas personas allí que se sentía y parecía como una boda! Nos pasearon en una limusina y un fotógrafo nos tomó fotos en un hermoso

parque antes de la fiesta. Fue en mis dulces dieciséis cuando comencé a sentirme como una joven mujer, como una transición de la adolescencia a la adultez. Tuve el mejor DJ esa noche y recuerdo que incluso tuve guardias de seguridad asegurándose que todos los que venían tenían una invitación. Mi padre y yo participamos en el baile de padre e hija antes de que hiciera mi baile rutinario con mi grupo de amigos. Nos esforzamos mucho y tomamos clases de salsa con coreógrafos durante semanas antes de la fiesta. En medio de la noche, hicimos nuestra presentación y me sentí como una estrella. Realmente fue el tema de conversación en la ciudad; me encantaría recordar esas memorias para siempre.

Después de graduarme de la escuela secundaria, solicité ingreso a varias universidades como Fordham, NYU, Manhattan College y Seton Hall. La que más me llamaba la atención era la universidad de Seton Hall, en South Orange, New Jersey. Había mencionado antes que quería convertirme en veterinaria. En ese tiempo, la universidad de Seton Hall estaba ofreciendo el mejor programa para los estudiantes de veterinaria. Quería ser veterinaria de animales de compañía, que es el tipo más común. Amo tanto a los animales que quería ayudarlos de cualquier manera que pudiera. También tuve un pitbull mientras crecía, Jay. Él era blanco con grandes manchas marrones, como Pettie de "Los pequeños traviesos". Él era amoroso, protector, amigable y estaba en forma. Falleció a la joven edad de siete años a causa de cáncer. Su partida rompió nuestro corazón en pedazos. Comencé a asistir a Seton Hall con la mentalidad de convertirme en veterinaria.

Después de un par de semestres, me estaba adentrando mucho en la biología. Mi forma de pensar comenzó a cambiar con mis clases de biología y todas las demás materias que debía seguir en la universidad. Fue alrededor del tercer año estudiando biología que decidí que quería convertirme en una médico general y ayudar a las personas. Investigué mucho y hablé con algunos doctores amigos de la familia. Llegué a la conclusión de que intentar convertirme en médico en ese momento requeriría muchos más años de los cuatro que necesitaría para culminar en Seton Hall. Quería salir al mundo y empezar a ayudar y ganar dinero, así que me gradué de la universidad de Seton Hall con un título en ciencias biológicas. Si no puedo curar a las personas, entonces podría enseñarles. Pronto me convertí en profesora de biología en la escuela secundaria Passaic para estudiantes de primer año.

Antes de mi trabajo profesional de maestra en la escuela secundaria de Passaic, fui maestra sustituta en Garfield, justo saliendo de la universidad. Primero enseñé en la primaria y en la escuela intermedia, dondequiera que me necesitaran. Eventualmente obtuve un puesto fijo en la escuela secundaria como profesora sustituta. Enseñar a niños en la misma escuela a la que asistí cuando era joven me brindaba tanta felicidad. Trabajar con los maestros que me enseñaron fue la guinda del pastel. Aunque me hubiese encantado quedarme a enseñar en la escuela secundaria de Garfield, Passaic era mi destino. La escuela secundaria en Passaic me ofreció de inmediato un puesto de tiempo completo como profesora de biología. Adoraba a todos mis compañeros y estudiantes allí. Enseñar a estudiantes de primer año la ciencia detrás de la biología y cómo funcionan y se desarrollan las cosas. Cómo los negocios y la ciencia nos ayudan a entender mejor el mundo que nos rodea a través de extensas investigaciones y dedicación.

También me gustaría mencionar mi primer trabajo como paseadora de perros mientras todavía asistía a Seton Hall. Mi primera jefa era una mujer muy especial y tuve el privilegio de pasear a su enorme y hermoso perro, Jessie. Cuando tenía que sacarlo a pasear nunca se sentía como un trabajo, era algo que esperaba con ansias. Las caminatas aclaraban mi mente de todo el estudio que hacía en esa época. Mi primera jefa y yo nos volvimos amigas muy cercanas. Ella escribió una carta de recomendación para mí, para ayudarme a conseguir el trabajo que tenía al principio en el sistema escolar de Garfield. En esa época también era voluntaria en el consultorio de un médico muy respetado, quién además también escribió una carta de recomendación para mí. Ambas cartas me ayudaron a obtener el trabajo como profesora sustituta y nunca olvidaré lo mucho que eso significó para mí. Durante muchos años, mi primera jefa y yo nos mantuvimos en contactos, y ella se volvió como una mentora para mí. La recuerdo visitándome en el hospital cuando tuve un grave accidente automovilístico que cambió mi vida para siempre. También estuvo allí en mi centro de rehabilitación cuando salí del hospital. Mi corazón y espíritu se entristecieron cuando me enteré de que el alma más hermosa que conocía había fallecido en junio de 2021. Las palabras que me dijo, su amor y su forma cariñosa nunca serán olvidados. Ella vivirá en mis recuerdos y en mi corazón por toda mi vida. Ella causó un impacto en mí en muchas formas diferentes y positivas. Descansa en paz mi buena amiga, te querré por siempre.

Capítulo 3: Jugando como adulta

¿Cómo puedo definir jugar como adulta? Para mí, es amar lo que hago. Amar la vida misma y crear valores para el mundo que harán una diferencia positiva en las vidas de los demás. En aquel entonces jugaba como adulta, como maestra de biología. Proporcionando valores a la sociedad impartiendo el conocimiento y entendimiento de la biología. También fui agente de bienes raíces con licencia para el estado de Nueva Jersey en otra empresa muy respetable. Obtuve mi licencia de bienes raíces cuando comencé a trabajar como sustituta. Mostraba, listaba y vendía propiedades. Al ser creativa con mis dos carreras profesionales sabía que estaba creando valores para mí misma y para la sociedad. Me inspiraba a ser la mejor versión de mí, sabiendo que podía crear un impacto positivo en las comunidades. Enseñar a estudiantes y luego proveer un hogar a las familias significaba que debía cuidar mi salud mental y física. En aquel entonces cuidaba mi salud física yendo al gimnasio de tres a cuatro veces por semana. Comía de forma saludable y evitaba la comida chatarra y la comida rápida. Mantuve mi salud mental volviendo a la universidad para obtener mi maestría, para así poder convertirme en directora de la escuela secundaria Passaic. Disfrutaba de la vida desde el momento en que me levantaba por la mañana hasta que volvía a la cama para una buena noche de sueño. Trabajar era mi recreo. Trabajar y estudiar se sentía como un recreo porque amaba lo que hacía en el trabajo. ¡Avanzar en la civilización a través de mi enseñanza y venta de bienes raíces, eso es el logro máximo!

Jugar como adulta también significaba ser responsable y tener equilibrio en mi vida. Como dice el viejo dicho: un tiempo para jugar y un tiempo para trabajar. Cuantos más valores creaba de mis dos profesiones, más felicidad creaba para mí misma. Formar parte de los tres elementos: negocios, ciencia y tecnología, solo hace avanzar a la sociedad. Usamos esos elementos en nuestra vida diariamente, son responsables de todas las funcionalidades.

Realmente creo que el futuro de este planeta luce genial gracias a los negocios, la ciencia, la tecnología y la belleza del arte. También creo que están desarrollándose y expandiéndose a una velocidad muy rápida. Los negocios y la ciencia son responsables por cada invención a lo largo de la historia hasta la actualidad. Cada invención y tecnología se mejora y se corrige a través de los negocios honestos y la ciencia. He tenido el privilegio de tener una vista privilegiada para ver cómo funcionan realmente las cosas. Desde el átomo más pequeño hasta nuestro universo en expansión.

Sí, creo más que nunca que los adultos están jugando en el campo de los negocios. Cada emprendedor está impulsado económicamente a crear los mejores valores para la sociedad, lo que a su vez hace avanzar la civilización. Estoy segura de que la siguiente generación alcanzará las estrellas y más allá, todo gracias a los negocios. Para respaldar la ciencia asegurándose de que las cosas se hagan primero con seguridad y luego con avance. Con investigación, desarrollo y más investigación, nuestros ingenieros científicos están haciendo la vida más placentera y nuestro futuro mucho más brillante.

Capítulo 4: El accidente automovilístico.
El viernes 13 de abril de 2018, ¡Fue cuando mi vida cambió para siempre! Lo que más agradezco es que mi madre y yo todavía estemos vivas. Fue un accidente automovilístico en la carretera lo que me dejó en una situación difícil para el resto de mi vida y puso en riesgo la vida de mi querida madre. Mi madre y yo trabajamos en el campo de la educación, en el mismo distrito escolar. Mi madre enseñaba educación especial en primaria, y yo enseñaba en la escuela secundaria. Esa tarde, después del trabajo, mi madre y yo queríamos ir a cenar juntas. Manejé y la recogí justo después del trabajo. Cuando ella entró en mi auto nuevo, decidimos ir a Montclair a cenar. Era un hermoso día de primavera, y el sol estaba radiante. Estábamos emocionadas de estar juntas, especialmente porque el fin de semana apenas comenzaba. Conduje hacia Montclair y tomé la autopista para llegar fácilmente a nuestro lugar para cenar. Mientras nos acercábamos a la salida, me detuve en el tráfico para pasar por un pase electrónico. Había algunos autos delante de mí también detenidos. Estaba completamente detenida detrás de la línea de autos cuando un automóvil que excedía los límites de velocidad de la autopista chocó contra la parte trasera de nuestro vehículo. El impacto fue tan violento que las dos ruedas del eje trasero se desprendieron de mi auto. Cualquier persona que estuviera en el asiento trasero con certeza habría sido aplastada hasta la muerte, los asientos traseros estaban contra los respaldos de los asientos delanteros. Me han dicho que no muchas personas sobreviven a un accidente automovilístico en la carretera, y por eso me siento bendecida de que mi madre y yo hayamos tenido una segunda oportunidad en la vida. Para mí, la vida es el todo y la muerte es la nada. La vida es hilarante, la muerte es tristeza.
Claro, ese viernes trece mi vida cambió para siempre. El daño estaba hecho. Mi futuro se vio truncado por la negligencia y el descuido de otra persona. Escuché que personas de otros vehículos que se detuvieron en el carril auxiliar vinieron a ayudar a rescatarnos. No podían creer que todavía estuviésemos vivas después de ese impacto tan fuerte. Me golpearon por detrás sin advertencia, ni siquiera un sonido de bocina. No se escuchó el chirriar de los neumáticos después de frenar con fuerza, nada. ¡De la nada, las luces se apagaron! La ambulancia se apresuró al lugar para llevarnos a mi madre y a mí al hospital, así como a la persona que chocó contra nosotros. Recuerdo haber escuchado al conductor negarse a ser revisado o incluso a ir al hospital. Mi madre y yo
estábamos en mal estado después del accidente, tanto mental como físicamente. En el lugar del accidente, mi madre le preguntó a uno de los oficiales si el conductor estaba bajo la influencia de alguna droga. Tenía una mirada aturdida en los ojos y se comportaba de manera extraña, rechazando la ayuda médica. Mi madre se acercó a ella y le preguntó si estaba bien. Todo lo que pudo decirle a mi madre fue que acababa de recuperar su auto del taller de carrocería después de otro accidente automovilístico. ¿Podemos abogar para mantener a los conductores descuidados fuera de la carretera, por favor?

Fuimos al hospital en ambulancia y al llegar, el médico se apresuró a examinar nuestras cabezas y cuerpos. Recuerdo a mi hermana y a mi padre increíblemente preocupados por nosotras por la condición en la que estábamos. Después de unas horas de ser monitoreadas, nos dieron el alta. Las radiografías tomadas salieron negativas, lo que significa que no había huesos rotos. Salimos de ese hospital con golpes y magulladuras por todo el cuerpo. El médico dijo que había sufrido una conmoción cerebral y que necesitaría hacer un seguimiento con mi médico de cabecera. Mi madre salió del hospital con un cabestrillo en el brazo porque el accidente le había lesionado la muñeca. Ella necesitaba terapia y eventualmente se sometió a cirugía en la muñeca, seguida de más terapia y angustia mental. Yo también, justo después del incidente, me sentí fuera de lugar. Mi coche nuevo quedó totalmente destrozado, fue una pérdida total al cien por cien. A medida que pasaban los días, me sentía cada vez peor, algo estaba terriblemente mal. No sabía la gravedad de ese impacto y cómo me afectó. No puedo precisar qué estaba sucediendo dentro de mí esos pocos días después del accidente. Hasta que colapsé en mi apartamento.

Capítulo 5: Renunciando a mis carreras
Fue ahí donde empezó mi pesadilla. Cuando me desplomé sobre el piso de mi apartamento aquella mañana. Inmediatamente después del horrible accidente en la carretera, empecé a sentirme extraña. Gradualmente me sentía más cansada de lo usual. Noté que mi equilibrio y la forma en que caminaba estaban alterados, pero no pensé
mucho en eso. Sentía debilidad muscular en piernas y brazos, pensando que estas molestias tenían que ser por el accidente. El hormigueo y
la sensación de adormecimiento empezaron desde mi cuello hasta mis hombros, bajando por mis brazos hasta mis piernas. Estaba yendo a terapia, viendo algunos médicos y nunca había tenido un accidente antes, realmente no le di mucha importancia a esas señales de alarma tan preocupantes.
Lo que puedo recordar del día en que caí al suelo es que me levanté de la cama por la mañana como suelo hacerlo y quería dirigirme al baño. Bueno, logré hacerlo. Colapsé al dar unos pocos pasos fuera de mi dormitorio. Me asusté al instante sin saber qué me estaba pasando, mi perro, Leo, podía notar que estaba preocupada y me lamió la cara. Llamé frenéticamente a mis padres y ellos se apuraron a ir a mi apartamento. Podía ver el miedo en sus ojos, al verme en el suelo así, ninguno de nosotros sabía qué estaba pasando. Me ayudaron a vestirme y me llevaron a su auto rápidamente al hospital más cercano. Terminamos en el hospital en Secaucus. Los médicos me examinaron durante unas horas, me diagnosticaron erróneamente y me dieron el alta. El doctor les dijo a mis padres que fue el estrés lo que causó mi colapso. Me llevaron de vuelta a casa y pensaron que necesitaba descansar más, pero mi situación no mejoró. Fue como si mi cuerpo estuviera apagándose y ya no tuviese control sobre él. Mi cuerpo estaba experimentando parálisis y mi visión se estaba volviendo muy borrosa, casi llegando al punto de la completa oscuridad. Estaba asustada y temía por mi vida. Me sentía tan desesperado porque no tenía respuestas de ninguno de mis médicos sobre lo que realmente estaba sucediendo dentro de mi cuerpo. Necesitaba ayuda y necesitaba respuestas. Mis padres estaban ansiosos, frustrados y desesperados. Después de colocar mi cuerpo inmóvil en la cama, llamaron a mi médico de cabecera, explicándole que el médico en Secaucus les dijo que todo esto se debía al estrés. Fui llamada a su oficina para que me pudiera examinar mejor. Meterme en el auto fue un desafío y me recosté en el asiento trasero con mi cuerpo sin vida. Una vez que finalmente llegué allí, mi doctor pudo ver de inmediato cómo los músculos de mi rostro estaban caídos. Me dijo que mi cuerpo estaba empezando a entrar en parálisis. Vio que yo no tenía ningún control sobre las funciones de mi cuerpo, mis piernas eran como espaguetis.

Mi cerebro iba y venía entre la realidad y la confusión. El médico, con urgencia, me dijo que necesitaba una resonancia magnética lo antes posible. Me fui con una receta para que revisaran mi cabeza en Rochelle Park. Me llevaron y realizaron pruebas en mi cerebro. Cuando los resultados de las pruebas llegaron, el especialista nos dijo que fuéramos rápidamente al Hospital de Hackensack debido a la actividad inusual y grave que estaba ocurriendo dentro de mi cerebro. Fui ingresada al hospital, donde me realizaron aún más pruebas. Aún así, mi cuerpo no respondía. Se realizaron una variedad de pruebas y tomografías computarizadas, pero no arrojaron resultados. Mi visión empeoró y nadie podía dar un diagnóstico adecuado. Continuaron probando tratamientos junto con terapia física, cualquier cosa para ayudarme. En ese punto, estaba confinada a la cama. Mi familia se turnaba para quedarse conmigo en el hospital, los quiero muchísimo. Me molestaba que mi familia tuviera que verme en un estado tan vulnerable, de nuevo sin respuestas sobre cuál era la razón por la que me estaba pasando esto. Después de algunos días en el hospital, el equipo médico comenzó a darme esteroides y otros medicamentos con algunas vitaminas. Creo que mi médico de cabecera estuvo involucrado en esas decisiones sobre algunos de los medicamentos que me dieron. Con terapia ocupacional y física intensiva, recuperé algo de movilidad. Sentí una sensación de esperanza al pasar de estar totalmente postrada en cama a tener suficiente fuerza para sentarme en una silla de ruedas. Eso fue suficiente para darme el alta y ser enviada a un centro de rehabilitación en Saddle Brook, donde podría trabajar en recuperar mi movilidad. La instalación tenía largas horas de visita, pero a mi familia le habría gustado pasar la noche, cosa que no estaba permitida. Tenía programada terapia durante todo el día. Los miembros del personal eran increíbles y los terapeutas trabajaban arduamente, mostrando lo mucho que se preocupaban. Ellos me ayudaron con el equilibrio y mi fuerza interna y externa para que no tuviera que depender de la silla de ruedas. Mi perro, Leo, fue a visitarme, cosa que me hizo muy feliz. Cuando recibí el alta del centro de rehabilitación, podía caminar con ayuda gracias al personal médico que me ayudó todos los días. Fui directamente a casa de mi madre desde el centro de rehabilitación para que pudieran cuidarme. Recuerda, aún fui dada de alta sin un diagnóstico. Por algunos días supuse que estaba mejor, aunque bastante lenta. Recuerdo intentar nadar en nuestra piscina, pero me cansé tanto que tuve que regresar adentro y dormir. Poco después de ser dada de alta de rehabilitación, ¡Volvió a suceder! Esta vez no colapsé en el suelo, pero no podía moverme desde donde estaba en la cama. Contactamos a mi médico de cabecera con aún más miedo y preocupación, y nos dijo que necesitaba volver al Hospital Hackensack. Esta vez se sintió aún peor, como si estuviese a punto de morir. Mi consciencia estaba en un estado de coma.

Al llegar al hospital, un montón de doctores diferentes trataban de ayudarnos. Apreciamos su ayuda, pero sin una respuesta clara, estábamos de nuevo en el punto de partida. Postrada en cama, sin movilidad y apenas con vista, sentía un miedo enorme por dentro. Los médicos consideraron la enfermedad de Lyme o la esclerosis múltiple como posibles causas. Nosotros, como familia, nunca habíamos escuchado antes sobre esas enfermedades. Nos dijeron que necesitarían realizar más pruebas para poder estar cien por ciento seguros. Pasé por un número excesivo de exámenes la última vez que estuve allí. Los médicos necesitaban repetir las mismas pruebas y luego revisarlo todo de nuevo. Uno de los miembros del equipo médico nos dijo que mis características coincidían más con la esclerosis múltiple. Que tal vez deberíamos considerar ir al hospital Holy Name porque ahí tienen un centro para la esclerosis múltiple.

Me sacaron del primer hospital porque no tenían una respuesta clara ni la medicación adecuada para tratarme. Además, mi familia consideraba que el hospital había realizado suficientes pruebas la última vez que estuvimos ahí, y hacerlas de nuevo era perder tiempo valioso que no teníamos. Estaba sufriendo un dolor insoportable y mi cuerpo se estaba apagando rápidamente. No esperamos la cita programada en el centro de esclerosis múltiple. Fui directamente a Holy Name y fui ingresada de inmediato debido a que mi condición empeoraba. La horrible pesadilla regresó; estaba al borde del estado de coma. No podía ni hablar ni ver. Estaba intentando comunicarme a través del lenguaje de señas, algo que aprendí en la escuela primaria, para comunicarme con mi familia y médicos, pero no tuve mucho éxito. Aunque no estaba completamente consciente y no recuerdo mucho, lo que sí recuerdo es sentir mis momentos finales. Pensé que ese era el fin de mi vida en esta tierra. Fui admitida en la unidad de cáncer del hospital, tal vez la unidad de esclerosis múltiple estaba llena. Realmente no tengo muchos recuerdos, pero sabía que mi cuerpo y mente se estaban sumiendo en la oscuridad. Sentí que la muerte estaba cerca porque me sentía extremadamente débil, no podía levantar los párpados para ver ni mover la boca para hablar. Sentía que no podría regresar a mi vida normal o hacer las cosas que adoraba hacer. Educar y enseñar biología a estudiantes y proporcionar hogares a personas a través de bienes raíces. Estaba licenciada y certificada en ambas de mis profesiones. Mi educación me permitió hacer lo que más me apasionaba. Ese accidente automovilístico hizo que mi capa de mielina se desenrollara, exponiendo mis nervios aislados He renunciado a ambas profesiones debido a mi condición de por vida.

Capítulo 6: Diagnóstico devastador.
Los doctores del hospital Holy Name me diagnosticaron con esclerosis múltiple después de revisar todos los exámenes médicos del hospital Hackensack. En Holy Name también hicieron sus examinaciones secundarias para diagnosticarme propiamente con esclerosis múltiple. Mi familia, mis amigos, mi doctor de cabecera y mis colegas quedaron devastados por la noticia. También se concluyó que después de completar la rehabilitación y regresar a casa la primera vez, tuve una recaída. Fue entonces cuando comenzaron a formarse más lesiones en mi cerebro, lo que causó un importante retroceso en mi recuperación. Tanto mis padres como mi hermana me contaron el horror que pasaron. Expresaron cuánto se preocuparon todos los días que estuve en esa cama de hospital, temiendo perderme porque no respondía. Me han contado la historia de mi papá, cuando alzó la voz para que todos en el personal lo escucharan. Muy alto gritó: "¡Mi hija, mi bebé, se está muriendo frente a profesionales médicos y nadie está haciendo nada al respecto!" Cuestionó para qué habían sido entrenados si no podían manejar una situación como esta. Les preguntó si los profesores de la facultad de medicina estarían orgullosos de ellos ahora. Mi padre es una persona muy amorosa y cariñosa. Su naturaleza es de amabilidad, humildad y comprensión. Es muy tranquilo y relajado. Es un hombre de carácter honesto, lo que hace que a todos les agrade cuando lo conocen. Su temor por mi vida finalmente llamó la atención de todos en ese hospital. Me han contado que después de que mi padre dejó claro su punto, solo entonces el hospital activó algún código que tenían. Mi padre me dijo que hubo un punto en el que las medicaciones y tratamientos de los doctores no estaban funcionando para nada. Por primera vez, cruzaron por su mente los arreglos funerarios porque esa fue la impresión que daban las enfermeras. Creo que me estaban administrando esteroides y otros medicamentos, además de vitamina D y un suero intravenoso. Después de cuidados intensivos, finalmente pude abrir los párpados, pero mi visión estaba extremadamente borrosa. Un lado de mi cara estaba paralizada, y hablaba muy poco. Mi cara lucía como si

hubiese tenido un derrame. No podía alimentarme ni ir al baño por mí misma. Tenía un catéter y estuve estreñida durante más de una semana. Mi madre y mi hermana intentaron ayudarme mientras intentaba defecar, justo en la habitación mientras yo estaba acostada de lado. Las enfermeras allí me ayudaron a lavarme el cabello con un aparato en forma de gorro para el cabello. Mis labios, pestañas. brazos y piernas se sentían muy pesados y no funcionaban. Mi familia, que amo demasiado, se turnaban para estar a mi lado y ayudarme con lo que fuera que necesitase. El hospital Holy Name realmente mejoró en sus tratamientos y recibí terapia física todos los días. Ni siquiera podía usar una silla de ruedas para transportarme a una sala de examinación. Tenía que ser transportada en cama porque no tenía ningún control sobre mi cuerpo, como si estuviera cuadripléjica.

Me tuvieron que hacer más pruebas y resonancias magnéticas para intentar que mi cuerpo funcionara de nuevo, o al menos volverme una persona independiente en silla de ruedas algún día. Algunos miembros familiares volaron para verme, recuerdo a mi tía, la hermana de mi padre, orando al lado de mi cama. Recuerdo que mi padre me traía jugos naturales mezclados con espinacas y frutas todos los días. Me solía susurrar al oído que alimentarme era la única forma de salir de ahí. Me dijo eso porque vio lo difícil que era comer para mí. Podía escuchar a mis padres

molestándose con los doctores de nuevo. Supongo que ellos solo querían que les dijeran si yo iba a mejorar, y cuándo. En ese momento, creo que los médicos también estaban agitados. Sé que ellos estaban intentando todo para recuperar mi movilidad, pero nada funcionaba. Hasta que un médico, después de escuchar la gravedad de mi condición, llegó y cambió todo para mejorar mi situación. Un día ella llegó y les dijo a mis padres que iba a tomar un enfoque independiente conmigo. Lo que significaba que intentaría otra cosa que no estaba en mi lista de tratamiento, pero necesitaba su permiso para hacerlo. Con el consentimiento dado, mi madre le dijo que me tratara como si fuera su propia hija. Íbamos a intentar la plasmaféresis.

La doctora iba a intentar el tratamiento con plasma durante un par de días. En términos básicos, el tratamiento de plasma limpia mi sangre y expulsa cualquier toxina. Esta maravillosa doctora nos trató como parte de su familia. Ella mostraba empatía y amor cada vez que surgían preguntas o preocupaciones. Esos tratamientos de plasma comenzaron a funcionar gradualmente. Poco a poco, con la ayuda de fisioterapia, mis ojos empezaron a abrirse. Unos días después, noté que mi vista empezó a mejorar también. Era capaz de comunicarme de alguna manera y podía usar mi silla de ruedas. Tenía que estar sujeta mientras estaba en la silla de ruedas, pero aún así, había esperanza en el horizonte. Esta doctora, con quien estaré eternamente agradecida, siempre se mostró paciente y comprensiva en circunstancias difíciles. Ella era determinada, y constantemente le reafirmaba a mi familia que haría todo lo que estuviese en sus manos para hacerme mejorar. He escuchado que cada vez que ella salía de la habitación les decía: "Lo entiendo". Al igual que la doctora, yo también estaba determinada a mejorar.

Pude dejar Holy Name después de algunas semanas y, por segunda vez, necesitaba volver al centro de rehabilitación en Saddle Brook. La recaída que sufrí antes me puso en una situación desesperada, ¡Podría haber perdido la vida! Fui transportada en ambulancia al centro de rehabilitación en compañía de mis padres y mi hermana. Al llegar, el personal tenía una silla de ruedas lista para mí. Una vez más, asegurada para no caerme. Me transportaron junto con mis pertenencias a

la habitación en la que estaba registrada y luego me presentaron a mis cuidadores. Todos fueron tan amables y cariñosos conmigo y mi familia. En general, fueron excepcionalmente informativos sobre cómo serían mis tratamientos y terapia física en cuanto a mi horario. El horario de visitas era diferente en el centro de rehabilitación porque no se extendían las horas de visita. Los miembros del personal empezaron a trabajar conmigo de inmediato con tratamiento físico todo el día y terapia del habla. También me dieron una medicación que debía tomar diariamente, recetada por mi médico de esclerosis múltiple en Holy Name. Me resulta asombroso que la coordinación entre el hospital Holy Name y el centro de rehabilitación iba a ayudarme a mejorar mi condición.

Estuve en el centro de rehabilitación por semanas. Mi familia estaba constantemente a mi lado, mostrándome un fuerte apoyo. El apoyo de mis seres queridos me dio la aspiración, que se convirtió en determinación y la creencia de que puedo mejorar cada día. Las visitas de mi familia y mi perro verdaderamente hicieron que mis días allí fueran soportables. Estaba en tal mala forma en el centro de rehabilitación que necesitaba pedir asistencia cada vez que tenía que usar el baño. Ellos me sentaban y me ponían en la silla de ruedas, me llevaban hasta el baño y me sentaban en el inodoro. Allí alguien tenía que sostenerme y limpiarme. Me sentía humillada, pero al mismo tiempo humilde, sabía que ellos estaban ahí para ayudarme a recuperarme.

Pasaron algunas semanas, y mi condición mejoró un poco. Los terapeutas y el personal que trabajaban conmigo consistentemente todos los días, ahora me habían puesto en una silla de ruedas sin correas. Estaba

tan agradecida por ese logro. Aunque todavía no podía caminar. Mis tobillos y pies colgaban, no tenía estabilidad ni control sobre ellos. Mis padres me mencionaron que los profesionales en el campo médico les estaban sugiriendo que empezaran a considerar instalar una rampa para discapacitados frente a su casa. Recibieron folletos sobre a quién llamar para hacerlo realidad porque la solución estaba frente a sus ojos. Al tratarme y mirarme, los doctores pensaban con certeza que estaría confinada a una silla de ruedas el resto de mi vida, o al menos hasta que la industria médica avanzara más científicamente. Considero que los doctores son como ángeles, protegiendo, cuidando y preservando la humanidad. Creo que

los negocios, la ciencia y los nuevos avances tecnológicos son los verdaderos milagros en la industria médica y en la vida de las personas.

Después de ser dada de alta del centro de rehabilitación es cuando comenzaron los retos. Tenía que comenzar a habituarme a mi nueva realidad, es decir, mi nuevo estilo de vida. Ahora vivo con la enfermedad de esclerosis múltiple. Al salir del centro de rehabilitación, la ambulancia me transportó a mi apartamento. Mi familia había comenzado nuevamente con sus turnos para vigilarme y ayudarme durante el día y la noche. Comenzó toda mi terapia en casa. Durante toda la semana, profesionales médicos estaban programados para venir a mi apartamento a trabajar conmigo. Tales como fisioterapeutas, terapeutas ocupacionales y del habla, junto con doctores y enfermeros. Estos dedicados profesionales médicos fueron como ángeles para mí y mi familia. Podía sentir su amor y cuidado cada vez que venían a mi apartamento. Me enseñaron a usar la silla de ruedas para facilitarme las cosas en la casa. Había una forma específica en la que tenía que apoyarme en el lavabo del baño para cepillarme los dientes. Tenía un aparato de asistencia en mi ducha para bañarme con cuidado. Lo que más me costaba hacer sola era ir al baño. Simplemente el hecho de intentar sentarme sin perder el equilibrio. Me enseñaron formas de transportarme usando mi silla de ruedas desde los asientos en el comedor hasta el sofá en la sala de estar. Y lo más importante: me ayudaron a ejercitar los músculos en mi cara para que así pudiese hablar propiamente. Trabajaron conmigo a diario para prepararme para esta nueva forma de vida. Cada día era extremadamente desafiante para mí. Luchaba contra mi cuerpo para que funcionase de forma normal, mentalmente intentaba adaptarme a mi nueva forma de vivir. Nunca perdí la esperanza y mi determinación me dio la fuerza interior.

En mi apartamento, los días se convirtieron en semanas, y las semanas se convirtieron en meses. Con la ayuda de los profesionales médicos, mi habla mejoró y estaba usando el andador más que la silla de ruedas. Me enseñaron cómo subir y bajar escaleras, aunque hasta el día de hoy todavía tengo dificultades al bajar escalones. Mi salud mental había mejorado un poco. Había aceptado internamente mi nuevo diagnóstico, la esclerosis múltiple.

Esa aceptación fue mi combustible para combatir esta enfermedad. Mi doctor me recetó un medicamento compatible con mi cuerpo que necesita ser inyectado en mi torrente sanguíneo cada veintiocho días. Aunque mi visión mejoró, uso lentes debido a lo terrible que son ahora mi visión y mi equilibrio después de ese violento accidente. Mi voluntad de vivir y combatir esta enfermedad comenzó para poder tener algún tipo de calidad de vida. Necesitaba intentar prolongar mi vida, ya que se ha demostrado que la esclerosis múltiple acorta la esperanza de vida. Mi mente se activaba al máximo cuando estaba sola y hacía mi propia investigación sobre esta enfermedad discapacitante. No soy un científico espacial, pero tengo antecedentes en biología. Lo que descubrí fue que muchas cosas no me estaban ayudando y eso apenas me permitía progresar o no me permitía progresar en absoluto.

Tengo una fórmula de régimen que incorporé a mi vida y que ha mostrado resultados notables en mi cuerpo. Los médicos están contentos por mí, algunos incluso están desconcertados por lo mal que estaba antes, en comparación a cómo estoy ahora. Mi disciplina para mantenerme consistente hasta el día de hoy es desconcertante para muchos. Mi
discapacidad me ha inspirado a crear valores para el mundo compartiendo mi historia. Con la esperanza de llevar inspiración y motivación a la comunidad de personas discapacitadas y a sus familias.

Capítulo 7: Mi régimen

En este capítulo te compartiré qué ha causado que mi cuerpo, mente y espíritu hayan dado un giro por completo. Iré paso a paso contigo para mostrarte cómo mantenerte enfocado o enfocada con autodisciplina. Tú también puedes comenzar a disfrutar la vida de la mejor forma posible con una enfermedad debilitante como la esclerosis múltiple. Solo unos pocos recordatorios importantes para fortalecer tu mente y tu espíritu, para que así tu cuerpo pueda seguir con facilidad. ¡Recuerda que esta enfermedad es dura, incurable y puede ser mortal si no se trata adecuadamente! Para mí, incluso con tratamientos, solo estaba sobreviviendo, no viviendo plenamente. Vivía con angustia mental y a veces era miserable, pensando en cómo vencer esto y disfrutar mi vida como lo hacía antes de tener esclerosis múltiple. Me gustaría compartirte mi rutina a lo largo del día al principio, cuando fui diagnosticada con esclerosis múltiple y estaba en casa sin ayuda profesional. Mi rutina cambió y, aunque no fue fácil, ahora sé que el cambio es bueno, y en mi caso, ocurre con frecuencia. Seguí una rutina diaria que había aprendido previamente en el hospital, el centro de rehabilitación y la terapia ambulatoria. Aunque ya no usaba la silla de ruedas ni el andador, aún me sentía lenta, cansada y desequilibrada. Era olvidadiza, estaba deprimida y ansiosa, sin entusiasmo por nada. Asistí a una reunión de esclerosis múltiple con mi familia, donde las personas con esta enfermedad iban con sus familiares para recibir apoyo grupal. Fuimos a estas reuniones varias veces y me advirtieron que habría personas que estaban sufriendo mucho más que yo, lo mismo que yo, o que estaban mejor que yo. Debo ser honesta, las reuniones grupales desencadenaban ansiedad en mí. Aprendí de uno de los médicos principales del estado de New Jersey que un fuerte impacto puede hacer que la cabeza se sacuda tan violentamente que puede desenredar el revestimiento de la capa aislante de mielina del cerebro. Esto deja los nervios en tu cerebro expuestos, lo que resulta en esclerosis múltiple. Dio una demostración básica con su corbata y su bolígrafo. Simplemente enrolló su bolígrafo con su corbata y luego lo desenrolló. Explicó que la corbata era la capa protectora de mielina y el bolígrafo eran los nervios en el cerebro, y con un impacto brutal como en mi caso, resultaría en el desenrollamiento de la capa de mielina. Volviendo a las reuniones del grupo de apoyo, me sentía ansiosa porque a mi parecer, ninguna de las personas ahí presentes estaba mejorando. Cada mes, no parecía que la salud de alguien estuviese mejorando. Era más bien un declive en la salud, según mis propias observaciones. Eso me asustó y comencé a preguntarme: ¿Seré así en algunos meses o en algunos años más? Como mencioné antes, estoy decidida a mejorar con mis medicamentos y vitaminas recetadas por mis médicos, junto con mis esfuerzos. Mi bióloga interna se activó y comencé a investigar por mi cuenta sobre los suplementos dietéticos que necesitaba para llevar una vida próspera y saludable. Tuve ayuda y orientación de mi equipo médico en el camino.

Los científicos, médicos y la comunidad de esclerosis múltiple son conscientes de que el sistema inmunológico está atacando erróneamente y dañando la capa de mielina en nuestro cerebro y médula espinal. Quiero abogar y enfatizar que es nuestra ingesta de alimentos lo que contribuye a la inflamación en nuestros cuerpos. La inflamación conduce a brotes, aumento de peso no saludable y estrés. Todo esto puede llevarme de vuelta al hospital con una recaída, o peor aún, a una vida más corta. Mi objetivo es animar y estimular a la comunidad de esclerosis múltiple, a los hospitales, nutricionistas y a todas las personas en general. Uno es ser consciente de los alimentos que causan inflamación y llevan a resultados no saludables. Para mí, ese resultado no saludable es como una resaca. Puedo disfrutar de cualquier comida que quiera sin hacer ejercicio, pero al día siguiente estoy lleno de arrepentimientos y me siento como si estuviera cargada de plomo. Este círculo vicioso se repite día tras día si continuo con ese estilo de vida. He hecho un compromiso consciente y he tomado la decisión personal de que esa no es la forma en la que quiero vivir mi vida. Esta nueva forma de vida a la que me he adaptado viene con ciertos cambios en la forma en la que estoy ahora estoy viviendo mi vida con esclerosis múltiple. Tuve que cambiar mi visión del mundo ya que mi vida ahora se ha acortado debido al diagnóstico de mi nueva enfermedad de por vida. Esto me permitió vivir la mejor de la mejor forma que puedo, comenzando ahora en este planeta, para vivir la vida que estaba destinada a vivir. Una vida feliz, saludable y próspera, con un amor romántico. Creo fuertemente que todo eso y más es posible si permanecemos saludables física y mentalmente. Tengo esperanza y aspiración por el mundo que compartimos. Voy a sugerir cambios en la ingesta de alimentos a la industria médica y a la comunidad de esclerosis múltiple. Cambios en instalaciones, centros de rehabilitación, hospitales, programas ambulatorios y legislación. Mi régimen es mi rutina diaria, semanal y mensual durante todo el año. La esclerosis múltiple es una enfermedad muy agotadora, pero no es como estar fatigado; mis músculos están cansados todos los días. Esta enfermedad tiene una ventana de energía. La energía que obtengo llega temprano en la mañana, y cuando digo energía, me refiero a sentirme parcialmente normal. Aún así, estoy muy desequilibrada, especialmente cuando bajo las escaleras. Mantenerme enfocado es un acierto o error, con algunos días siendo mejores que otros. La ventana que tengo dura aproximadamente dos o tres horas por la mañana, luego debo obligarme a hacer cualquier cosa que necesite durante el resto del día. Es entonces cuando mi cuerpo comienza a desacelerarse, arrastrarse y el dolor en todos mis músculos se intensifica. Mi condición me deja con una angustia mental, porque así es como se sentirá para siempre. Los médicos que están al tanto de mi salud me proporcionan los medicamentos más compatibles con mi cuerpo.

También recibo la orientación que necesito para ayudar a enfrentar la esclerosis múltiple. Parte de mi grupo principal de apoyo es mi familia. Mis padres y mi hermana están ahí para mí en este nuevo camino. Ellos se aseguran de que no esté en ningún ambiente estresante para evitar cualquier recaída. Mi extenso grupo de apoyo me ayuda de una manera tremenda durante mi proceso de recuperación. Ellos son mi instructor de ballet y mi profesor de piano. Tomar clases de ballet y de piano es como una terapia física para mi cuerpo y mi mente. Quiero decir lo orgullosa que estoy de las personas que mencioné anteriormente. Todos los que me motivan y me inspiran a seguir haciendo lo que hago. Ellos me recuerdan que la vida todavía puede seguir siendo maravillosa, sin importar qué. Lo primero que hago por la mañana es caminar a la cocina y preparar un café fresco en la cafetera de filtro. Preparo mi café con media cucharadita de polvo de cúrcuma y media cucharadita de polvo de canela, eso es todo. Sin azúcar, sin leche y con una pajita para beber, porque es más fácil. Luego voy directo al baño para refrescarme y cepillarme los dientes. Después, preparo un desayuno saludable, libre de gluten y lácteos. Mi formación en biología es la razón por la que sé elegir los mejores alimentos y bebidas. He realizado mi propia investigación en la industria de alimentos y productos. Parte de mi misión diaria es abogar por empresas que ofrecen productos orgánicos, sin gluten y sin lácteos, incluyendo restaurantes. Para el público en general y especialmente para las personas con enfermedades autoinmunes, enfermedades secundarias y enfermedades inflamatorias como la esclerosis múltiple. Mi labor de defensa a través de las redes sociales es hacer que las empresas y los legisladores sean conscientes de las opciones en nuestros menús de restaurantes y pasillos de compra de alimentos. Con más etiquetas que resalten los beneficios de alimentos libres de lácteos y gluten. Uno de los cambios importantes en mi nueva forma de vida es que he incorporado el ayuno intermitente como parte de mi régimen. Establezco diariamente durante cuántas horas voy a comer y durante cuántas horas no lo haré en este día de veinticuatro horas. Por ejemplo, si quiero hacer un ayuno intermitente de cinco horas, comenzaré a comer a las once de la mañana y dejaré de hacerlo exactamente a las cuatro de la tarde. Cada día puede ser diferente en las horas de ayuno intermitente. Un día decidiré hacer un ayuno intermitente de seis horas. Eso significa que puedo comer todo lo que voy a necesitar ese día y luego no comeré nada más durante dieciocho horas seguidas. Durante esas seis horas voy a comer alimentos libres de gluten y lácteos, y algunos productos orgánicos. Otros días elegiré hacer un ayuno de cuatro horas, comenzando a las diez de la mañana y terminando a las dos de la tarde. En nuestra casa no hay almuerzo. Tomamos desayuno, bocadillos entre comidas y luego cenamos. A veces mi familia come como quiere, pero siempre me mantengo enfocada en las horas en las que como y dejo de comer por el día. Con mi investigación y experiencias personales, quiero destacar la importancia de mantenerse saludable para la longevidad. En mi vida, incorporé alimentos orgánicos, libres de lácteos y gluten, y el ayuno intermitente. Eso ha cambiado la forma en la que pienso, me veo y me siento. Esto puede sonar extraño, pero en mi familia, soy la más saludable, por supuesto, aparte de mi enfermedad crónica. No tengo colesterol alto, mi presión arterial está estabilizada y no me enfermo de resfriados o gripe. Tengo un sistema inmunológico muy comprometido, así que estoy completamente vacunada y al día con mis refuerzos. Soy la más delgada en la casa debido a mis cambios en mi estilo de vida. Me digo a mí misma que mis órganos y células están felices y saludables con las opciones que hago. Hasta ahora, el ayuno intermitente ha demostrado ser extraordinario para mi cuerpo y mi salud. Una definición básica de ayuno intermitente es un patrón de alimentación. Estoy experimentando los beneficios cada día de mi vida. Ha mejorado mi enfoque, mantenerme alerta con mi salud en general y ser alegre y feliz en esta vida. Mejora mi sistema digestivo, lo que me ayuda a usar el baño más regularmente.

Me ayuda a evitar los brotes de manera significativa. Los estudios han demostrado que el ayuno intermitente puede mejorar la longevidad y retrasar el envejecimiento. Desde donde estaba hasta donde estoy hoy, soy la representación máxima del ayuno intermitente. Lo he experimentado y me ha brindado un bienestar más allá de lo que creía posible. Otra sustancia importante que consumo es el agua. Yo personalmente compro y bebo agua embotellada, alrededor de un galón al día. El agua es un pilar para mantener y proteger mi salud física. Forma parte de mi régimen alimenticio para una salud óptima. No bebo refrescos, bebidas deportivas ni saludables, solo agua libre de bacterias. Según mi investigación, debo decir que la mayoría de los médicos, si no todos, recomiendan beber agua para ayudar a mantener una inmunidad saludable. Siempre ha sido la principal fuente para mantener la vida en este planeta, desde nuestros semejantes hasta nuestras plantas y animales. Mi régimen de combinar agua, una alimentación saludable, estiramientos y ejercicio me proporciona energía durante todo el día. Ahora me enfoco y manejo mejor la ansiedad y la depresión que tengo debido a esta enfermedad. Al estar atenta a mi salud, navego por la vida con la cabeza en alto y espero inspirar a otros en la misma situación. Todos los días, debido a la esclerosis múltiple, me despierto exhausta, pero con mi régimen alimenticio, mi ventana de energía se amplía. Para ser activa en mi propia vida de la mejor manera posible, y así hacer lo que hago. Con mi propia fórmula nueva, estoy empezando a abrir la puerta a la persona en la que me estaba convirtiendo antes de la esclerosis múltiple, a la persona que estaba destinada a ser. Contribuir al avance de la civilización para mejor, de manera que las generaciones futuras también puedan disfrutar de este hermoso paraíso llamado Tierra. He investigado muchísimo sobre mi propio régimen, y me ha dado vitalidad y un estilo de vida vibrante que todos creíamos casi imposible. Continuaré este viaje por el resto de mi vida y ayudaré a otros en el camino también. Crear conciencia en el mundo me da mucha felicidad, especialmente a la comunidad de personas discapacitadas y a la raza humana en general.

Capítulo 8: ¡Estilo de vida vibrante!
Empezaré este capítulo enfatizando la alimentación saludable que ha transformado por completo cómo me siento, pienso y luzco. En mi situación, no tengo opción: o cambio mi forma de comer o sufro las consecuencias miserables. Seguir teniendo este dolor, irregularidad en los movimientos intestinales, ansiedad y estrés, una visión cada vez más deficiente y depresión. Para volver a estar en un hospital, una silla de ruedas o en una morgue. No quiero sonar mórbida, pero en mi caso, es la pura verdad. Quiero que la gente alrededor del mundo sepa que hablo desde mi propia experiencia con la esclerosis múltiple, ya que batallo con ella desde dos mil dieciocho. Experimenté todas estas cosas cuando desconocía mi ingesta de alimentos. Los alimentos que contienen gluten y lácteos causan inflamación en mi cuerpo, lo que, por supuesto, me hace sentir lenta y fatigada. Es una sensación muy parecida a una resaca, pero sin el alcohol. Para que mi cuerpo permaneciera saludable y alerta de manera voluntaria, tuve que cambiar y adaptarme. Estoy completamente consciente de mis responsabilidades y mi salud general es notable en estos días. Mi discapacidad me ha dado un propósito en la vida, todo gracias a mis doctores y al equipo médico. Sus incansables esfuerzos dieron frutos y estoy viviendo de la mejor manera que sé. Siempre consulta con tu médico antes de comprometerte con cambios en la alimentación, ejercicios u horarios de comida. Mi investigación, a la que ahora llamo mi fórmula, busca un estilo de vida vibrante y saludable. Como productos alimenticios libres de gluten y lácteos, practico ayuno intermitente, hago ejercicio, me estiro y bebo un galón de agua todos los días. Estoy combatiendo la esclerosis múltiple con esta combinación de régimen, además de mi medicación. Antes, simplemente

seguía adelante sin hacer absolutamente ningún cambio en cómo me veía y me sentía. Mi falta de conocimiento era la razón por la que mis niveles de energía y mi estado mental no estaban mejorando. Hoy me siento mejor que nunca en comparación a cuando me diagnosticaron por primera vez. La fórmula que creé ha sido como encontrar un tesoro y ha impactado mi cuerpo en gran medida para mejorarlo. Mi régimen se puede aplicar tanto para personas con discapacidades como para aquellos sin discapacidades. Por ejemplo, mis padres están en sus cincuenta años, y me han acompañado en cada paso del camino. Ellos dan el máximo para seguir mi plan dietético de consumir productos libres de gluten y lácteos. La mayoría del tiempo también hacen ayuno intermitente conmigo. Ambos lucen increíbles y en forma para su edad. Me dicen que, aparte de algunos dolores, se sienten jóvenes y felices. Una de mis metas es transmitir mi régimen combinado a familias que están experimentando el horror que conlleva la enfermedad incurable de la esclerosis múltiple. Otro de mis objetivos es que mi fórmula sea transmitida a la Organización Mundial de la Salud y a cada hospital en los Estados Unidos. Quiero que todas las escuelas del país ayuden a sus estudiantes a ser más conscientes sobre la alimentación saludable y los beneficios que conlleva invertir en su propia salud desde jóvenes. Cualquiera puede usar esto en cualquier momento de su vida adulta porque creo que la salud es riqueza. Mi nueva fórmula combinada ha causado un impacto en mi salud y en la de mi familia, lo que me ha inspirado a compartirla contigo. Este régimen lo puede aplicar cualquier persona para una rutina positiva y saludable. No solo hablo de este régimen como bióloga, sino también desde mi experiencia personal. ¡Me encanta la ciencia, los negocios y la tecnología! Todos usamos estas tres combinaciones increíbles cada día y noche, seamos conscientes de ello o no. El punto es que mejora nuestras vidas, y vivimos más cómodos década tras década. Nos corrigen para estar mejor y más cómodos en este planeta. Mi objetivo también es integrar la alimentación saludable para una vida sana. Quiero integrar una gran variedad de frutas, alimentos libres de gluten y lácteos, productos orgánicos, ejercicio y estiramientos para personas con y sin discapacidad por igual. Combinar una alimentación saludable con negocios, ciencia y tecnología forman juntos un futuro espectacular.

Dado que estamos enfocados en la alimentación y el movimiento saludables, hagamos un resumen del régimen punto por punto:
• Comienzo mi mañana con café negro.
• Como una variedad de frutas en mi desayuno libre de gluten y lácteos. • Bebo agua desde la mañana hasta la tarde.
• Tomo mis vitaminas diarias.
• Omito el almuerzo.
• Como bocadillos entre comidas que son libres de gluten y lácteos.
• Hago ejercicio bailando ballet en mi habitación durante unos minutos, para ayudar con mi equilibrio y coordinación.
• Me estiro por la mañana y a lo largo del día para darme energía y aliviar la rigidez.
• Toco el piano en casa durante unos minutos cuando tengo tiempo, y esto ayuda a mi memoria.
• Un pequeño recordatorio es que siempre trato de aprender el hábito de leer las etiquetas de los alimentos que estoy consumiendo. (Para mí, marca toda la diferencia en un estilo de vida saludable y evitar las dificultades de un contratiempo.)
• Asisto a una escuela de ballet. Al principio iba dos veces a la semana. Ahora, voy seis veces a la semana, alrededor de dos horas cada vez que estoy allí. La clase me mantiene comprometido y enfocado, también me ayuda a recobrar energías. Tomé interés en el ballet

justo después de recuperar cierta funcionalidad en mi cuerpo tras enfrentarme a la esclerosis múltiple en 2018. Tan creíble como pueda sonar, me enorgullece decir que lo logré y llegué a usar zapatillas de puntas.

• Dormir de diez a ocho horas también forma parte de mi régimen combinado. Me acuesto alrededor de las 8 o 9 p. m., a más tardar. Mi cuerpo y mi mente están súper agotados cuando cae la noche. Mi habla, visión y equilibrio se ven afectados, y me siento extremadamente fatigada, todo debido a la esclerosis múltiple. Espero que todos estos capítulos puedan brindar esperanza e inspiración a todos aquellos que enfrentan desafíos abrumadores con su salud física y mental. Tú y yo no estamos solos, existen soluciones para todas las dificultades y desafíos que podemos estar experimentando en este viaje llamado vida. Espero que este último capítulo pueda brindarte las herramientas para que puedas iniciar con algunas rutinas diarias saludables. Preferiblemente, consúltalo con tu médico para que la decisión profesional pueda brindarte a ti y a tus seres queridos tranquilidad. ¡Cuanto más sé, mejor lo hago! Hoy sé que lo que debo hacer es tomar decisiones cada día que me mantengan al tanto de la esclerosis múltiple, sentir y vivir de la manera más saludable posible. La toma de decisiones es constante en mi vida; es cuestión de vida o muerte. Intento no preocuparme demasiado por el resultado en la vida, siempre y cuando lo aborde con conciencia y una intención positiva. Muchas de estas lecciones las he aprendido de mis padres, cuando tenían que tomar decisiones sobre sus propias vidas. Especialmente en los momentos más dolorosos de sus vidas, cuando me encontraba en el hospital luchando por mi vida. Mis padres son mis mentores, ellos me dan una visión de todas las posibilidades. También estoy muy orgullosa de mi hermana, juntas nos inclinamos a hacer una diferencia en el mundo para bien. El título en biología que obtuve en la universidad me ayudó con mis experiencias personales. Desde haber tenido una cirugía de espalda abierta a los quince años por escoliosis severa, hasta poder recuperarme de la esclerosis múltiple casi una década después. He sido testigo de grandes milagros gracias a los avances médicos. Quiero que el mundo produzca, proteja, cure y ayude a la humanidad a sentirse mejor en el día a día. Me siento comprometida y "bautizada", por así decirlo, en la industria médica. Con gran honor y respeto, tengo una inmensa admiración por los científicos e ingenieros médicos, cirujanos, doctores, enfermeros, fisioterapeutas, y todo el personal que opera y mantiene los centros médicos en todo el mundo.

La investigación cuidadosamente explorada que estoy proponiendo a la industria médica en mi país de origen, los Estados Unidos de América, consiste en realizar un examen más exhaustivo de la capa de mielina. Esta es la cubierta protectora de los nervios dentro del cerebro y la médula espinal. Creo que con la financiación adecuada y más investigación por parte de expertos médicos, se puede concluir lo evidente: que un impacto en la cabeza o un violento sacudón repentino pueden hacer que la capa de mielina se desenrede, dejando los nervios expuestos en personas que han tenido un accidente grave o un trauma craneal. En mi capítulo anterior, mencioné que un destacado neurólogo en el estado de New Jersey afirmó y demostró en una reunión sobre esclerosis múltiple cómo esto ocurre. Se nos explicó con gran detalle que cuando la capa protectora que se encuentra alrededor de los nervios comienza a desenredarse, interrumpe las señales hacia y desde el cerebro. Esa es la razón por la que el cuerpo comienza a atacarse a sí mismo, causando una variedad de problemas, desde parálisis, dolor y entumecimiento hasta disfunción intestinal, problemas con la vejiga y cambios cognitivos, tales como depresión y ansiedad. En mi caso, empecé a sentir y experimentar todos esos síntomas justo después de ese horrible accidente automovilístico, en el que mi madre y yo casi podríamos haber muerto. Lentamente, esos mismos síntomas comenzaron a sentirse más graves día tras día, hasta que colapsé en el suelo, paralizada, con una gran confusión y miedo.

Me gustaría enfatizar mi situación ante la industria médica, científicos e investigadores en ingeniería, no solo para encontrar una cura para mí y para otros en mi situación, sino también para descubrir, a través de una investigación intensiva y un examen profundo, que un traumatismo en la cabeza debido a un golpe puede ser la causa del desenrollamiento de la capa de mielina. Como en mi caso, ya que nunca tuve esos síntomas hasta ese violento accidente de coche. Es demasiado obvio para ser solo una coincidencia. Además, todos podemos buscar otros profesionales médicos con estudios más recientes para poder establecer la conexión entre un impacto en la cabeza y el desenrollamiento de la capa de mielina.

De un biólogo a otro, considero que todo el campo médico debería adentrarse profundamente en esta conexión y descubrimiento, la cual creo que ya es hora de que se legisle. De esta manera, personas como yo y otros individuos en situaciones similares podrían ser compensados adecuadamente y recibir el cuidado de la salud necesario, tanto para nosotros como para nuestras familias. Creo que lo evidente no debería tomarse a la ligera ni ignorarse, especialmente en este campo médico avanzado en el que vivimos. Ahora más que nunca las tecnologías están avanzando con una inteligencia robótica más nueva, especialmente en el campo médico. Creo que ha llegado el momento, ya que cada vez más jóvenes se ven afectados por estas condiciones. Con una observación profunda y todos los informes colectivos realizados por neurólogos, médicos, neurocientíficos y profesionales médicos en algunas de las mejores universidades de la Ivy League en el país, concluyamos que lo que antes era la teoría de que un golpe en la cabeza puede desenrollar la capa de mielina, ahora se puede probar científicamente como un hecho. Con métodos científicos, resultados de análisis estadísticos y evidencia empírica de esos informes de exámenes e investigaciones. Además de mí, muchas otras personas en este país hemos experimentado demasiadas evidencias lógicas que han sido pasadas por alto o mal diagnosticadas. Para mí, un estilo de vida saludable consiste en una mentalidad saludable. Tuve que reprogramar mi cerebro para poder adaptarme a esta forma de vida. No quiero que mis lectores piensen que esto es difícil de hacer o muy desafiante. En realidad, es lo contrario. El secreto para mí fue comenzar primero; practiqué con algo de esfuerzo para ponerme en marcha todos los días. La determinación fue el combustible para recargarme de energía y comenzar este nuevo viaje de salvación. La consistencia se convirtió en repetición y mi enfoque en este nuevo estilo de vida se convirtió en el centro de mi atención. Me hizo amar la vida más que nunca y ser una participante activa tanto en mi vida como en la de mi familia. He adquirido varias lecciones a lo largo de mi vida, antes y después de la esclerosis múltiple, y sigo adelante cuando reflexiono sobre ellas. Estas lecciones me han inspirado y me han hecho más consciente en la vida. Las charlas y lecciones motivadoras han venido de diferentes personas con diversos antecedentes y profesiones. Algunas son miembros de la familia, otras son médicos. Mantener la mente abierta en cada charla o lección me ha preparado para cada momento en la vida, especialmente para los más vulnerables. Me han proporcionado autoconfianza y me han enseñado autodefensa al abordar cuestiones tanto positivas como negativas. Una de esas lecciones de vida proviene de mis padres; me dijeron que la vida es como una batería que funciona equilibradamente con aspectos negativos y positivos. Ellos dicen que no podemos ver cómo una situación negativa puede ser beneficiosa o cómo está funcionando positivamente en el otro extremo. Me dijeron que abrazara tanto lo negativo como lo positivo porque todas las situaciones están orquestadas y diseñadas para beneficiarme. El punto es no entrar en pánico y recordar que las bendiciones vienen disfrazadas. Intento recordar estas conferencias y lecciones de vida. Esto me ayuda a concentrarme en el éxito, la felicidad, el amor y, lo más importante, en mi salud.

He aprendido mucho en la universidad y he desarrollado un poderoso arma llamada comprensión y discurso articulado. Con esas habilidades que desarrollé más en la universidad, puedo articular y expresar lo que pienso y siento, cómo abordar diversos asuntos en diferentes situaciones y cómo hacer llegar mi punto de vista para debatir en pro del bien común. La universidad me ha convertido en un individuo virtual. A mis lectores, ¡manténganse en la escuela y encuentren su superpoder! Una lección de vida también me ha recordado que el conocimiento se convierte en poder cuando se pone en acción. Se actúa más efectivamente cuando se hace con una mente abierta, con conciencia y tal vez con algunos consejos. Si es una decisión importante, es mejor consultar con alguien que se especialice en el asunto para obtener un mejor resultado. También se me inculcó que la apreciación, el respeto y el amor logran mucho en muchas áreas de la vida. Creo que la industria médica está experimentando cambios significativos que mejorarán la vida de los pacientes con enfermedades crónicas, sistemas inmunológicos comprometidos, problemas de salud mental, cáncer, enfermedades cardíacas y esclerosis múltiple. La ciencia médica y la tecnología, incluida la nanotecnología, están avanzando con rapidez para ayudar más efectivamente a la humanidad con las enfermedades. Además de mí misma, mis padres son una influencia importante en mi vida. Me dicen que tengo habilidades y talentos ocultos esperando ser despertados y nutridos. Para poder compartirlo con el mundo y ayudar a personas en una situación igual o similar a la mía. Ese tipo de emoción trae una felicidad sin precedentes. Tener la oportunidad de ayudar a otras personas en todo el mundo con mi propia experiencia y mi esperanza me brinda alegría y satisfacción.

Mi objetivo en la vida es ayudar a que todos en la Tierra florezcan hasta su máximo potencial, sin importar la circunstancia. Creo que todo lo bueno comienza con la conciencia de una alimentación saludable y saber cuándo dejar de comer durante el día. He experimentado personalmente mi propia transformación con mi régimen combinado que he enumerado y reunido para que tanto los jóvenes como los no tan jóvenes puedan seguir este nuevo patrón. Comer alimentos saludables a lo largo del día y seguir un patrón de alimentación con ayuno intermitente me ha dado una visión precisa de un futuro feliz y saludable.

Recuerda que antes de que mi capa de mielina se desenrollara, era profesora de biología en la escuela secundaria de Passaic. Enseñaba noveno grado, así que me gustaría compartirte algunas de mis propias lecciones de vida. Sigue soñando con tus metas y tu felicidad, con lo que deseas lograr, porque los sueños son las semillas de la realidad. Me siento afortunada y poderosa porque este libro es un descubrimiento excepcional, el cual me ha transformado en una persona saludable. Ha generado grandeza dentro de mí al seguir mi régimen combinado que consiste en alimentos saludables, ejercicio y agua. Con mi régimen estoy controlando mi salud futura. Estoy mejorando mi salud física y mental y mi bienestar emocional con mi nuevo estilo de vida. Mi historia es mi regalo para las comunidades discapacitadas, sus familiares y sus amigos en todo el mundo. Espero que este libro mejore tu mente y cuerpo, haciéndote más fuerte y permitiéndote disfrutar de una vida increíble con tus seres queridos. Sigo mi rutina diaria de manera constante sin comprometerla. Gracias a eso puedo combatir la esclerosis múltiple con más vitalidad y un fuerte deseo de vencer. Debo ser honesta, mi régimen combinado es mi propia fuerza vital. Me ha ayudado a ganar fuerza y tomar el control de mi nueva vida con esclerosis múltiple. Otra cosa que me gusta hacer es desafiarme a mí misma. Competir y ponerme a prueba. Eso me ha ayudado a mejorar mi confianza en todo lo que quiero y debo hacer, y a seguir actuando de forma responsable. Sé que ayudará a moldear mi espíritu competitivo para comprender y a beneficiarme con las habilidades correctas que me auxiliarán a combatir esta enfermedad cada día. Amo mi sistema de apoyo, desde mis médicos hasta mis padres y mi hermana. Ellos son la razón por la cual estoy tan motivada para seguir persiguiendo mis sueños, ya sean grandes o pequeños, y para mi sorpresa, mis sueños se están manifestando uno por uno. Estoy bastante agradecida por eso y muy emocionada. Algunos de esos sueños eran que podría volver a caminar, hablar de nuevo y estar con mi familia y mi perro en mi casa. No dentro de un hospital, donde pasé meses. ¡Puedo hacer todas esas cosas y puedo ver de nuevo! Estoy aprendiendo a tocar el piano y también estoy practicando ballet con zapatillas de punta. El ballet era algo que nunca hice ni intenté en mi vida, ¡Pero después de mi diagnóstico de esclerosis múltiple lo estoy haciendo! Aparecí en una revista del condado de Bergen. Me pidieron promocionar una nueva máquina en el centro de rehabilitación. También participé en una pequeña obra con mi clase de ballet e hice algunas danzas coreográficas con mis zapatillas de punta. Quiero hacer una audición para las Rockettes en la ciudad de New York. Sé que mi determinación supera al talento, conocimiento y habilidades. Ahora soy una persona discapacitada y parte de la comunidad de discapacitados. ¡Lo que nos hace muchísimo más fuertes en todo el mundo! Tengo esclerosis múltiple, una enfermedad impredecible y potencialmente mortal, al igual que muchas otras enfermedades que son fatales si se toman a la ligera o se ignoran. Al simplemente educarme sobre ella, tendré un mejor control y comprensión para poder vivir tanto como sea posible. Quiero aumentar mi energía, felicidad, amor, confianza y entusiasmo, y pasar momentos más agradables con mi familia y amigos. La vida está destinada a ser vivida y a ser participante de ella. Acepté la esclerosis múltiple como parte de mi vida después de reconocer que no iba a desaparecer pronto. Mi régimen nutricional, junto con mi combinación de actividades como ejercicio, clases de ballet y de piano, ha sido más que notable en mi proceso de recuperación, con un progreso inimaginable. Quiero decir, pasé de estar postrada en cama a estar confinada a una vida en silla de ruedas, para luego ser capaz de usar zapatillas de punta en ballet. Quiero aclarar que no soy un médico diciéndote lo que debes hacer. Siempre consulta con tu equipo de médicos para obtener los mejores resultados. Mi régimen combinado incluye a mi equipo médico y a la medicación recetada que recibo de ellos mensualmente, además de la investigación que he hecho sobre la alimentación saludable. Todo ha transformado mi vida para mejor. Llegué a la conclusión de que tenía que cambiar una cosa sobre mí, y esa única cosa significaba cambiarlo todo. Después de mi diagnóstico, he estado transitando hacia un estado físico y mental mejor gracias a mi actitud positiva. Quiero ser la voz y la defensora de las comunidades discapacitadas y ser capaz de crear valores para todos. Quiero ser el rostro de un cambio profundo, la resiliencia, la innovación y ser alguien que sacude y cambia el mundo. Algunos de nosotros en la comunidad de discapacitados no tenemos la oportunidad de disfrutar de una alimentación saludable y una vida longeva. La salud física y mental es un factor importante en las comunidades discapacitadas; siempre recuerda que nunca estamos solos. Los nuevos avances, las tecnologías y los medicamentos han creado más libertad para personas como nosotros, y estoy agradecida por ello. Siento una pasión profunda por ayudar a otros a vivir una vida mejor, más larga y saludable. Espero que este libro pueda ayudarte a aprender el arte de cambiar y seguir con determinación. También podemos alimentarnos de manera más saludable y limpia, como deberíamos. Para ser capaces de tener una vida de integración con nuestros familiares, amigos y mascotas. Muchos de nosotros tenemos tan pocos recursos e información, además de estar limitados en movilidad y bienestar. Mi mensaje es un mensaje de esperanza para las personas. Para desarrollar todo el potencial de nuestro cuerpo y mente, ya sea que tengamos alguna discapacidad o no. Quiero ser la promotora y difusora de una vida saludable sin comprometer el bien más valioso que tenemos, que es el tiempo. Por ahora, estamos en este hermoso paraíso llamado Tierra por un corto período de tiempo. ¿Por qué no disfrutarlo con un cuerpo y una mente vibrantes, felices y saludables? Todo es posible con la ciencia, los negocios y los alimentos naturales de la madre naturaleza en la Tierra. Espero vivir una vida plena durante muchas décadas. Todo gracias a las universidades médicas de todo el mundo que educan, entrenan y desarrollan a los superhéroes de este planeta, que son nuestros médicos.

Reconocimientos

Gracias al hospital Holy Name en Teaneck, New Jersey. Su dedicación en tratar a sus pacientes como máxima prioridad ha tenido un gran impacto en mi recuperación. Cada departamento, desde radiología hasta la sala de emergencias, todos trabajan juntos y crean un entorno cómodo para los pacientes y sus familias.
*Mi neuróloga y directora médica en el Centro de Esclerosis Múltiple, la Dra. Mary Ann Picone MD, ¡Gracias por su paciencia y todos sus esfuerzos para mantenerme saludable y en remisión a lo largo de los años! Desfilamos por la pasarela en el desfile de moda anual de primavera de 2023. Que haya muchos más.
*Neuróloga en Holy Name, Dra. Marissa Oller MD. La Dra. Oller fue "Maverick" e introdujo a la Dra. Picone a mi familia. La Dra. Oller hizo todo lo que estuvo a su alcance para despertarme, ¡La cuarta
transferencia de plasmaféresis lo logró!
*Mis enfermeras en el centro de Esclerosis Múltiple, ¡Gracias por mantenerme libre de recaídas y sin preocupaciones! Espero con anticipación mis infusiones en el Centro de Esclerosis Múltiple.
*Ballet del Estado de Nueva Jersey, directora Jody Jaron, ¡Gracias por creer en mí y entrenarme todos los días! Estoy bailando en puntas y luchando contra la esclerosis múltiple gracias a ti y a todas las bailarinas en la Academia de Ballet del Estado de Nueva Jersey. ¡Los adoro a todos! ¡Gracias por su dedicación, por su tiempo y por su amistad!
*Mi mamá, papá, Alexis, Edwin y Leo, gracias por cuidar de mí en los días, semanas y meses más difíciles de mi vida. * Su amor fue una parte muy importante en mi recuperación y remisión. ¡Eternamente agradecida!
A todos los médicos, neurólogos, enfermeros, centros de rehabilitación y a todos los que han atendido mi cuidado. Sus habilidades profesionales me revivieron de un estado sin vida. Me siento conmovida y nunca olvidaré.
Comer saludable = Células felices = Vida feliz
Contenido
Alexandria, la bailarina guerrera

1 ¡Mi primera sesión de fotos! ¡El primer día de mi vida! "Pequeño paréntesis", ¡Nací 16 días después de mi fecha de parto inicial y llegué el cuatro de junio!

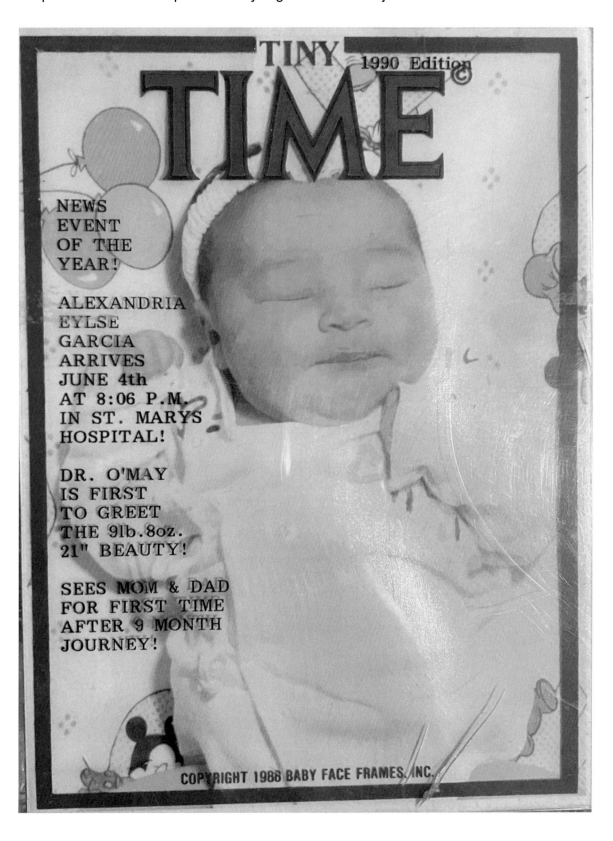

2 Un año después, mi mamá tomó una foto de mí al final de la primavera mientras visitaba la casa de mi abuela (su mano es la que me ayuda a mantener el equilibrio). Llevaba ropa con volantes, tenía los oídos perforados ¡Y estaba lista para posar frente a la cámara!

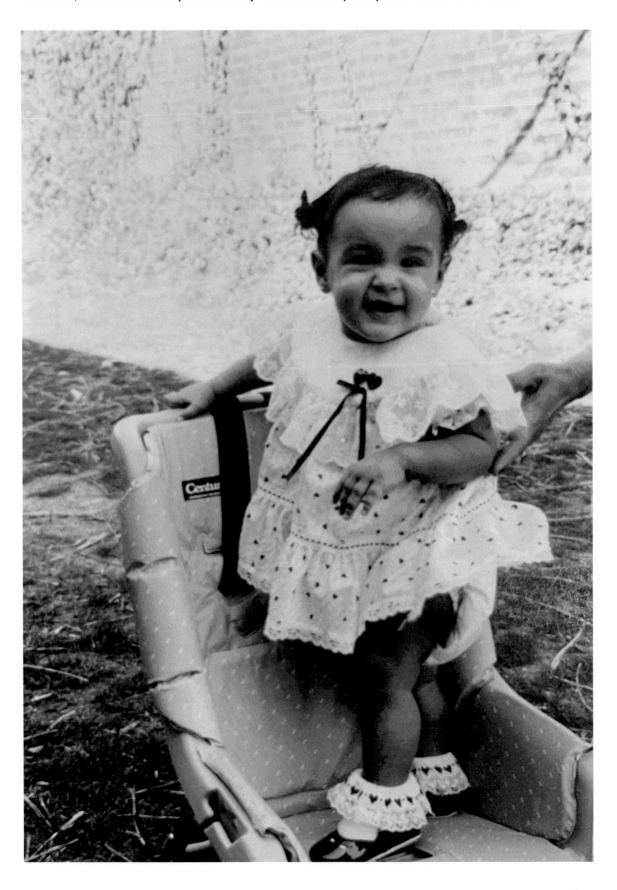

3 ¡Mis hermosos padres, mi mamá y yo en mallas!

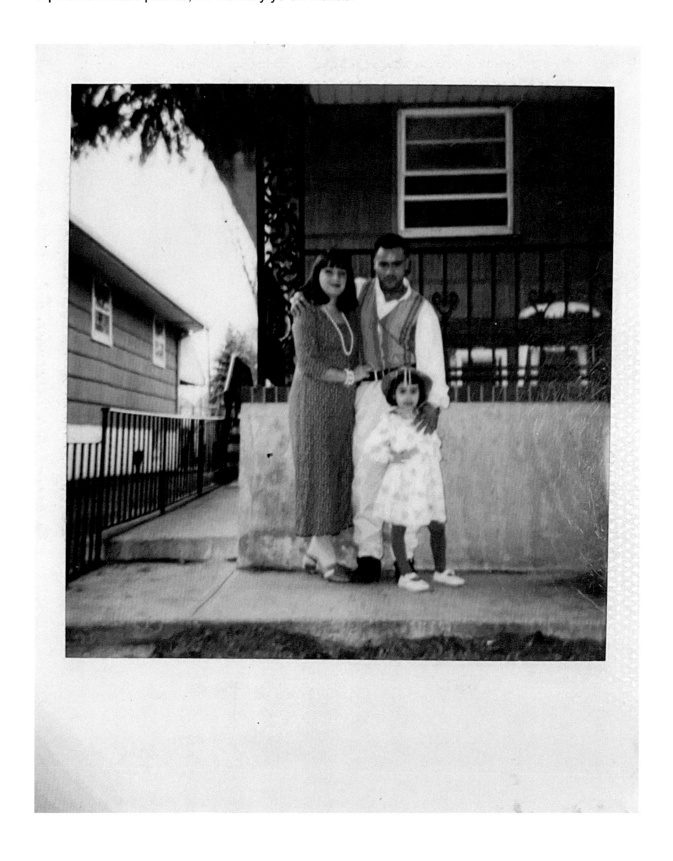

4 Es el Domingo de Pascua de 1996. ¡Siempre quise ser hermana mayor! El tema es el mismo, medias, bailarinas, abrigos extravagantes y sombreros.

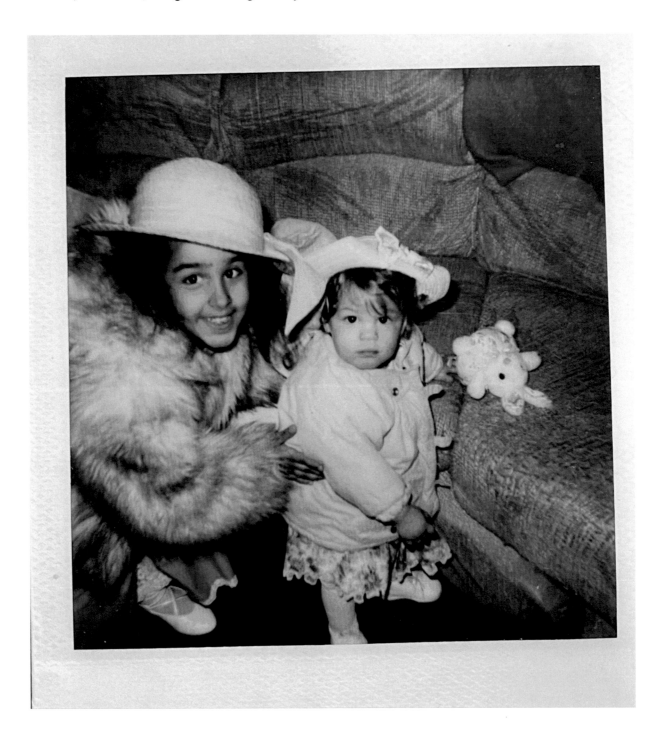

5 Jay, mi primer perro, un terrier americano pitbull. Adorable, amoroso e inteligente. Me sentía como uno de los personajes de "The Little Rascals" teniendo un perro de niña.

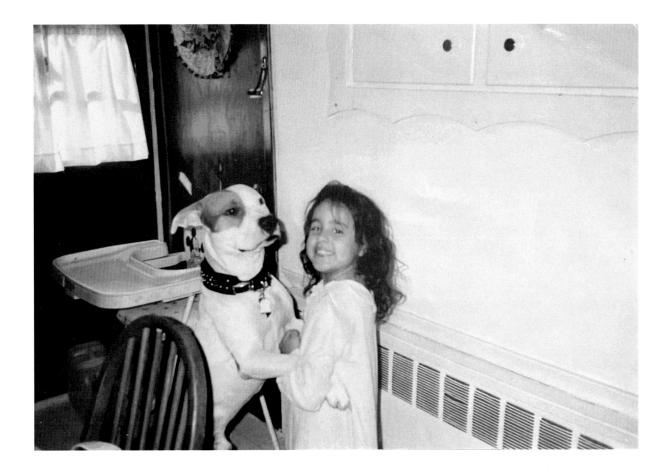

6 El Rey León era el tema en mi habitación. Estoy con mi héroe, mi papá, y Jay. En cada momento me sentí segura, amada y emocionada por el próximo día que vendría.

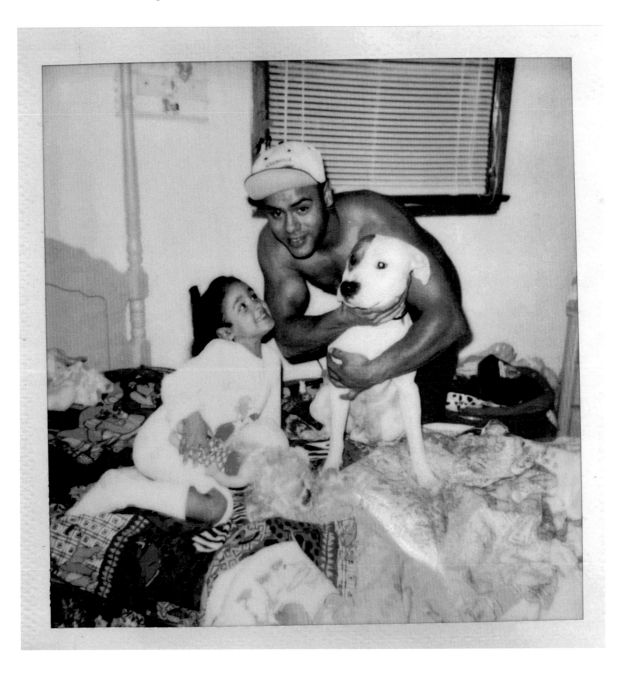

7 ¡Una de las Navidades más emocionantes para las dos! ¡Bicicletas! ¡Tiempos mágicos!

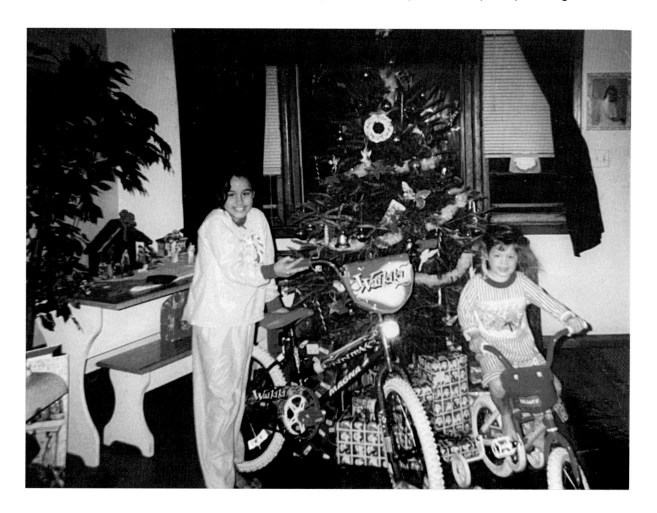

8 Pascua de 1999

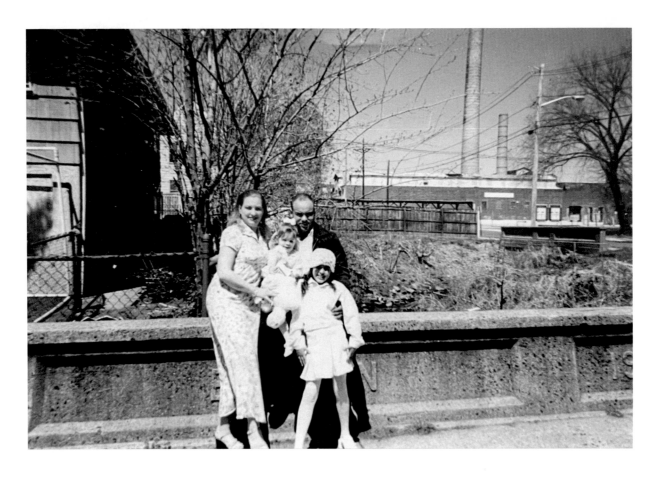

9 "Los sueños sí se hacen realidad". Estoy vestida como Dorothy, de El Mago de Oz, con el pelo trenzado y Toto en la cesta. ¡Amaba absolutamente la cámara y las personas detrás de ella! Hacer sonreír a la gente es lo que me encanta hacer.

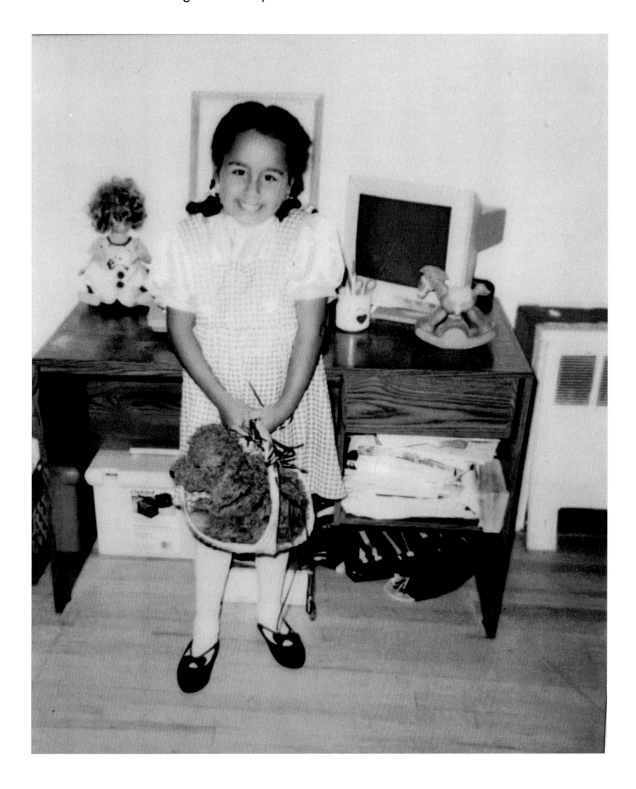

10 ¡Lista de Honor! Cada año esperaba con ansias este premio. Todo por lo que había trabajado duro durante el año era retribuido. ¡Adoraba esa sensación! Esforzarse y tener un resultado maravilloso. Disfrutaba mucho aprendiendo y siempre daba lo mejor de mí.

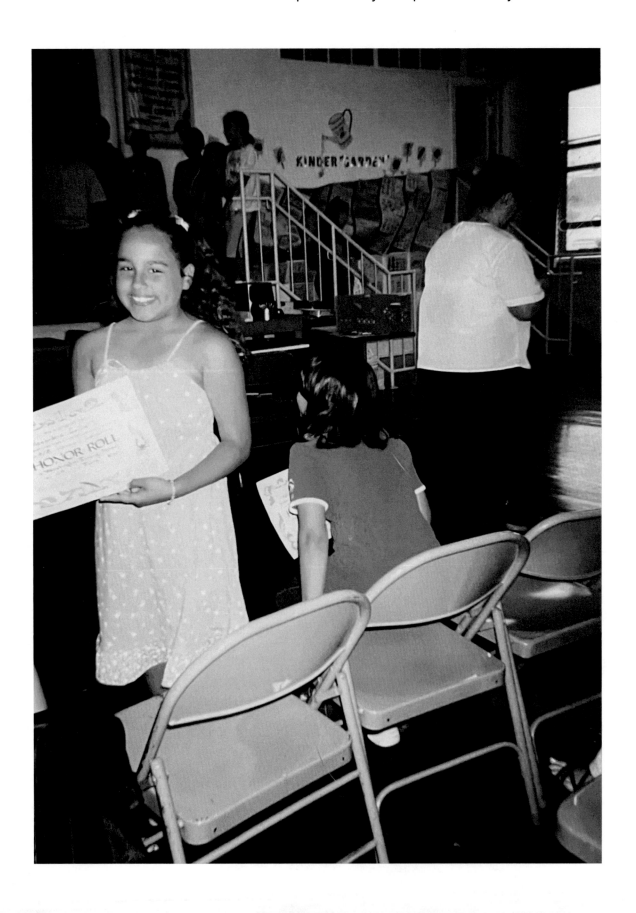

11 ¡Mi primer día de quinto grado y el primer día de kínder para Alexis! Me emocionaba que ambas fuésemos a la misma escuela. Siempre teníamos ropa a juego y nuestra mamá nos peinaba. Nuestro querido Jay estaba justo allí con nosotras. Todas esas películas en VHS. 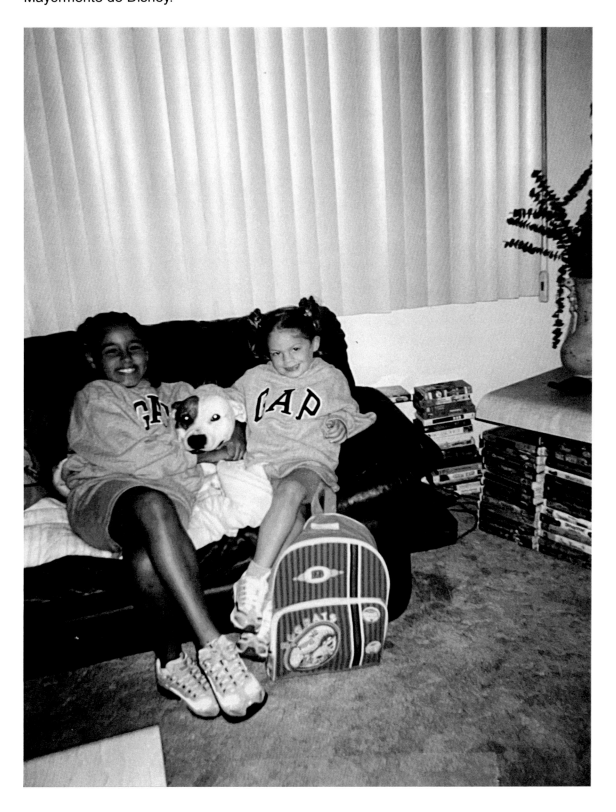 Mayormente de Disney.

12 ¡Tengo 15 años en la escuela secundaria! Ese fue un año importante para mí, acababa de tener mi cirugía de escoliosis en el verano. El dolor físico realmente comenzó a hacerse presente, así que no hubo gimnasio durante un año. ¡A pesar de todo, siempre sonreí y di lo mejor de mí!

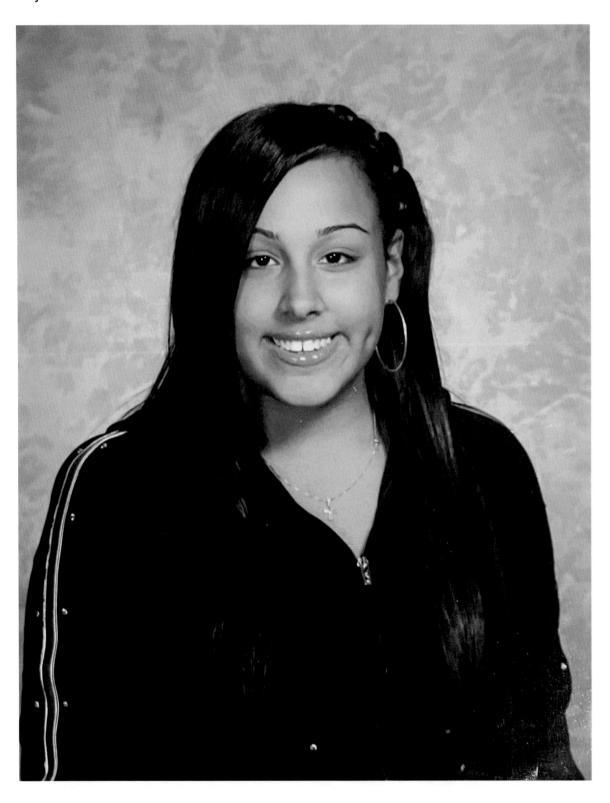

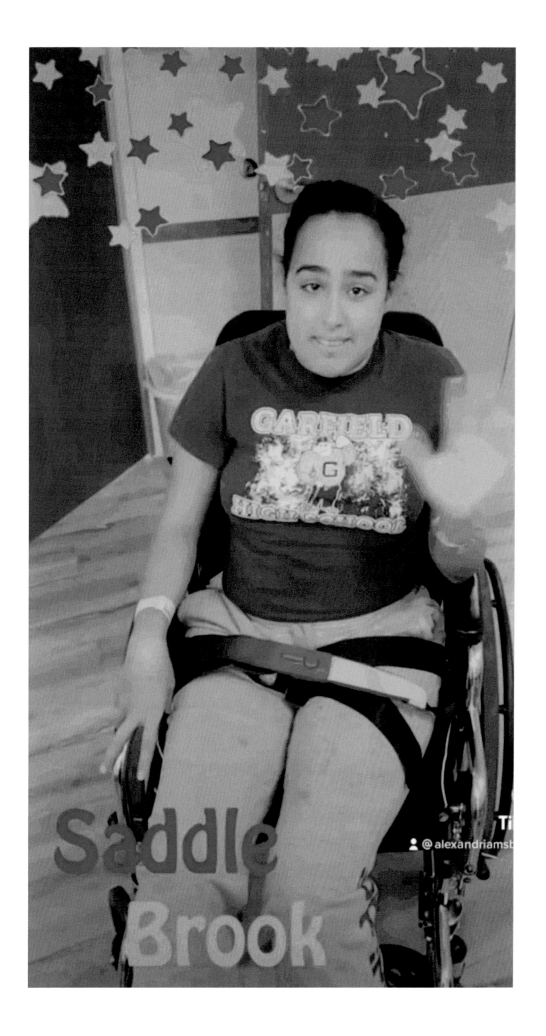

Saddle
Brook

@ alexandriamsb

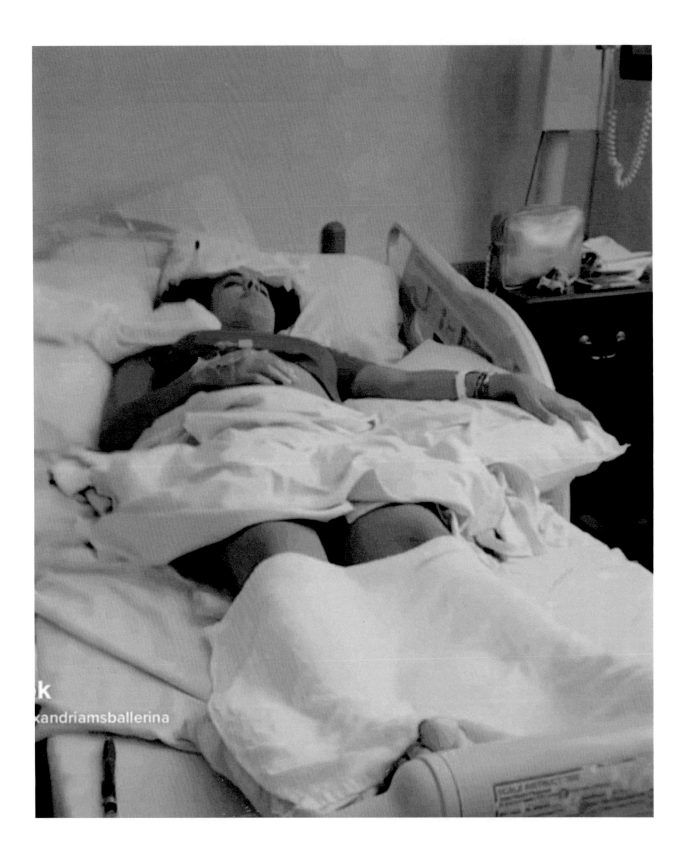

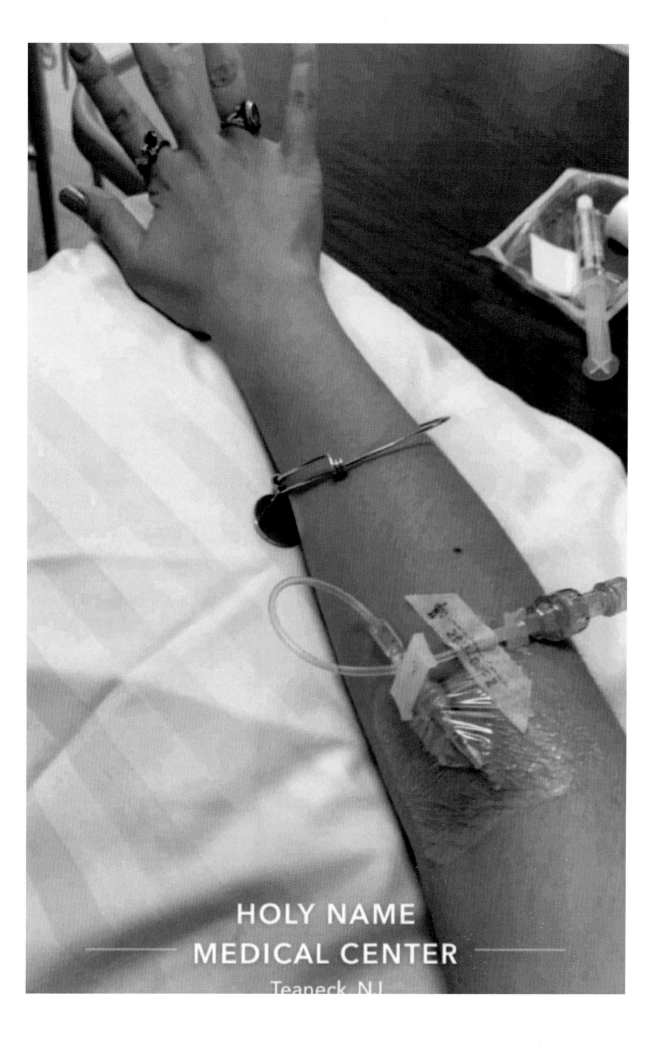

HOLY NAME
MEDICAL CENTER
Teaneck, NJ

16. ¡Revista 201! Compartí mi historia, lo cual no fue nada fácil para mí. ¡Sigo siendo Alexandria a pesar de todo, con una sonrisa en el rostro mientras poso! ¡Mostrando el primer par de zapatillas de punta que gané en ballet! ¡Soy una bailarina adulta, sin experiencia, y comencé mi camino en el ballet en enero de 2020! ¡Más de un año después, estoy de pie sobre mis primeras zapatillas de ballet reales!

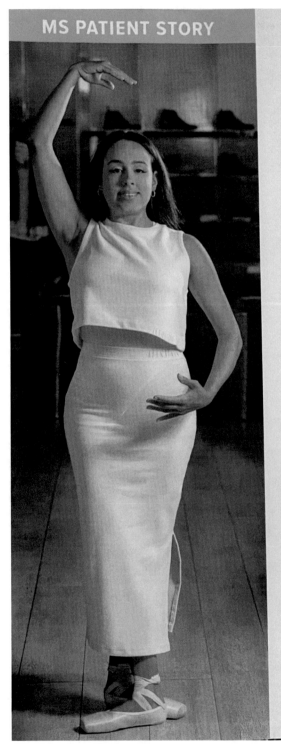

MS PATIENT STORY

Alexandria Garcia

MS AND BALLET

In 2018, Alexandria Garcia's life took such a dark tur[n] she didn't care if it just ended. "But it didn't and now th[e] future looks better than it ever did," Alexandria said. "I lo[st] my independence in one way but gained it in a different wa[y] by enrolling in ballet classes. I am confident that someday, [I'll] be in New York City dancing ballet."

Alexandria said without the treatment she receiv[ed] from The Alfiero & Lucia Palestroni Foundation Multip[le] Sclerosis Center at Holy Name, she wouldn't be able to ev[en] conjure up such a dream, much less work toward it. But und[er] the care of Mary Ann Picone, MD, Medical Director of [the] MS Center, Alexandria is strong enough to practice ballet 2 hours a day and learn how to play the piano.

These are no easy feats considering how much [has] changed in her life. She went from being able to read a Ha[rry] Potter book in a weekend to being wiped out by Dr. Seuss. [She] no longer drives because it's too exhausting and is in bed m[ost] nights by 9 p.m.

At 28, Alexandria had been teaching high school, s[ell]ing houses and living an active life. She noticed some fati[gue] and dizziness while making breakfast a few days but attrib[ut]ed it to stress. Then one July morning, she woke up feeling [like] she had a hangover, though she hadn't been drinking.

Trying to get to the bathroom, she crashed into w[alls] and furniture before collapsing. Her parents rushed to her when they couldn't understand her on the phone and brou[ght] her to a hospital.

Alexandria doesn't remember much, but her par[ents] were told she might not make it. She wasn't sure she wante[d to].

"I just remember being in constant pain – as if [I'd] been stung by a jellyfish all over my body," she said. "[I was] also embarrassed because I couldn't do anything for m[e] and needed so much help."

Meantime, when doctors didn't know what [was] wrong with her she endured several hospital visits, cou[ntless] tests and blood draws, x-rays and scans, and two stint[s at a] physical rehabilitation center. Finally, one of the hospital[s rec]ommended Holy Name.

Alexandria, la bailarina que vive con esclerosis múltiple.

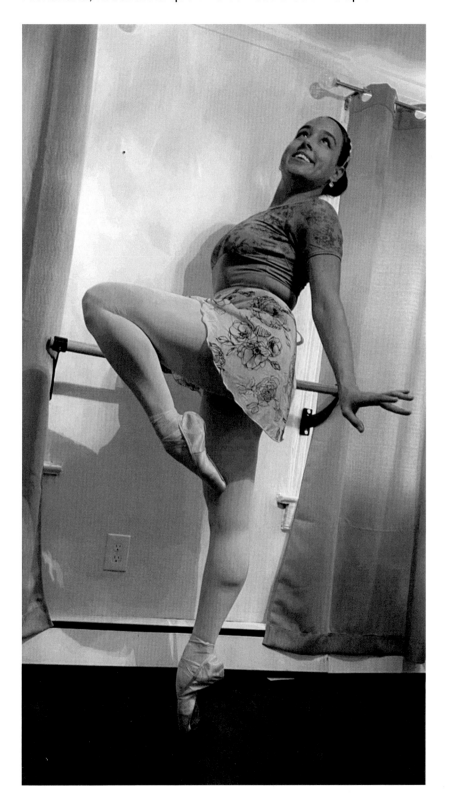

Autor: Alexis Ciara García, de New Jersey

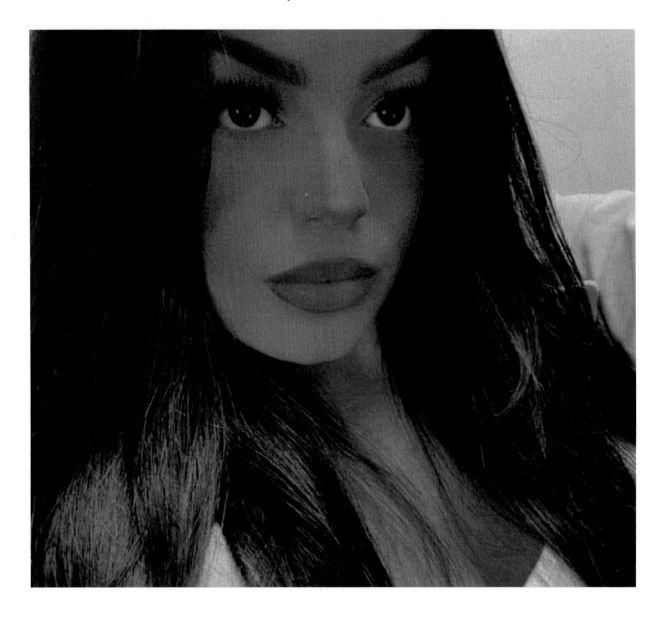

Y al parecer de un día para otro, ahora vivo con esclerosis múltiple. Mi historia está llena de emociones y triunfos que conducen a una buena salud y vitalidad. Una verdadera visionaria, creo que todo es posible, nada es imposible. Una existencia plena es nuestro derecho en este viaje llamado vida. Espero poder lograr el cambio que nunca supe que necesitaba.